ESSAI

SUR LES

SYPHILOMES MAMMAIRES

PAR

J. LANDREAU,

Docteur en médecine de la Faculté de Paris.

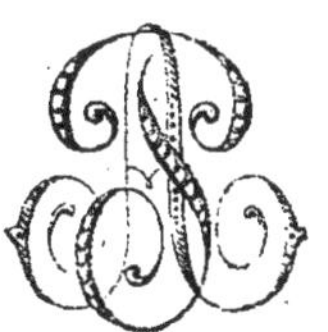

PARIS

A. PARENT, IMPRIMEUR DE LA FACULTÉ DE MÉDECINE

31, RUE MONSIEUR-LE-PRINCE, 31,

1874

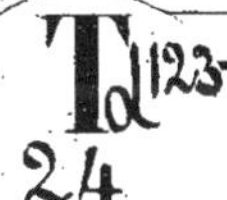

ESSAI

SUR LES

SYPHILOMES MAMMAIRES

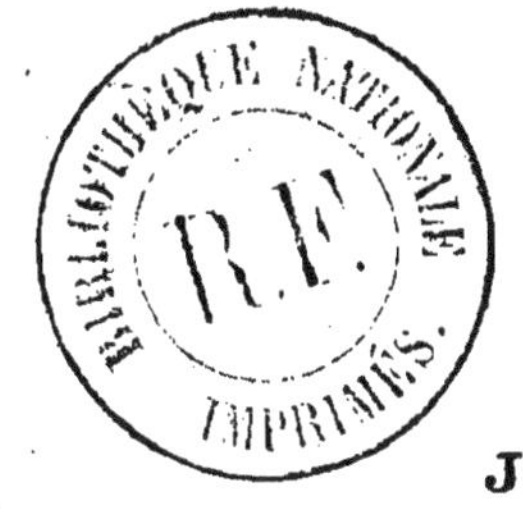

PAR

J. LANDREAU,

Docteur en médecine de la Faculté de Paris.

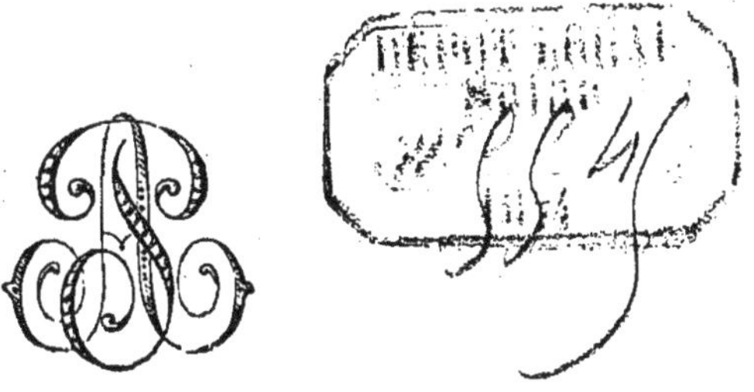

PARIS

A. PARENT, IMPRIMEUR DE LA FACULTÉ DE MÉDECINE

31, RUE MONSIEUR-LE-PRINCE, 31,

1874

A MON PÈRE ET A MA MÈRE

Profond témoignage d'affection et de reconnaissance.

A M. ABEL MIGOUT,

Professeur de l'Université.

A MES AMIS

A MON PRÉSIDENT DE THÈSE,

M. LE Dr VERNEUIL,

Professeur de clinique chirurgicale à l'hôpital de la Pitié,
Membre de l'Académie de médecine.

A MES MAITRES DANS LES HOPITAUX.

ESSAI

SUR LES

SYPHILOMES MAMMAIRES

INTRODUCTION.

On pensait généralement au commencement de ce siècle que la syphilis tertiaire, dont les manifestations sont si multiples et si variées, pouvait atteindre tous les points de l'économie, à l'exception toutefois de trois organes qui dépendent du système génital : l'utérus, l'ovaire et la mamelle. Aujourd'hui cette restriction n'est même plus admise, et des observations très-attentives ont permis de constater que tout en étant plus rares que partout ailleurs, les altérations syphilitiques de ces organes n'en sont pas moins réelles. Nous nous bornerons ici à parler des tumeurs syphilitiques de la mamelle, dont les ressemblances apparentes avec les tumeurs malignes suffisent pour expliquer la longue erreur des cliniciens qui rapportaient au squirrhe ou à l'encéphaloïde ce qui n'était que de la syphilis tertiaire, et grossissaient ainsi le cadre des affections cancéreuses. Il existe dans la science des cas de ce genre, d'abord soupçonnés, puis plus tard reconnus comme syphilitiques, et dans lesquels le traitement spécifique, arrêtant la main armée du chirurgien, a amené une guérison rapide. Le diagnostic de cette affection est donc d'une importance capitale. Cependant les quelques auteurs qui se sont occupés de la question se sont ordinairement contentés de relater leurs observations, souvent bien incomplètes, sans les faire suivre d'aucun commentaire ; ils ont éludé la question du diagnostic, ou ne l'ont abordée que pour constater la difficulté du problème, sans indiquer la possibilité d'une solution. Le sujet était en effet, et est encore, j'en ai la certitude, très-obscur ; car je n'ai pas la prétention d'avoir dissipé les ténèbres qui l'environnent ; je n'espère pas avoir réussi où d'autres ont échoué avec toute leur expérience. Si j'ai osé, c'est plutôt pour poser la question que pour la résoudre ; son importance montre qu'elle en valait la peine. Ce travail, je dois le dois le dire, est moins une étude complète de la question qu'un exposé des desiderata de la science à cet égard.

Je dois le sujet de cette thèse à M. Verneuil, qui m'a remis en outre quelques notes inédites et m'a aidé de ses conseils et de ses encouragements. Je suis heureux de lui en exprimer ici ma vive et profonde reconnaissance.

HISTORIQUE.

Le syphilôme de la mamelle est une des manifestations de la syphilis tertiaire qui ont le moins fixé l'attention des médecins. Entrevu par quelques cliniciens du siècle dernier qui lui donnaient le nom de *cancer vérolique*, il est resté longtemps dans l'oubli le plus complet, et c'est seulement depuis quelques années que des travaux ont été repris sur cette question dont l'étude est encore à faire. En effet, si nous ouvrons les livres spéciaux qui traitent : soit de la syphilis, soit des maladies du sein, soit des tumeurs en général, nous voyons Hunter, Ricord, Bazin, Velpeau, Broca, Virchow muets, ou peu s'en faut, sur les gommes de la mamelle ; nos livres classiques ne sont guère mieux informés ; c'est dans l'ouvrage sur la *syphilis* de M. Lancereaux que nous touvons la première étude sérieuse sur ce sujet.

Le premier, Boissier de Sauvages (*Nosologie méthodique*, t. IV), de l'avis d'Yvaren et de Lancereaux, a signalé, sous le nom de *cancer vérolique* des glandes mammaires, deux gommes syphilitiques de ces organes :

1° Je vis, dit-il, il y a quelques années, à Alais, unefemme qui avait été infectée du virus vénérien, et qui portait depuis longtemps à la mamelle un carcinome de la grosseur de la tête d'un enfant. Cette tumeur était ulcérée lorsque l'illustre Deidier prescrivit à la malade des frictions mercurielles. En très-peu de temps, le volume de la tumeur diminua considérablement. Toutefois le carcinôme n'étant pas entièrement guéri, il fallut en venir à l'extirpation.

Cette observation est loin d'être concluante, et l'on peut légitimement douter de l'origine syphilitique de l'altération mammaire. Cependant, Yvaren, qui plus tard rapporte ce fait, voit dans cete diminution considérable de la tumeur sous l'influence du mercure un indice de syphilis, parce que, loin d'exercer une action résolutive sur le vrai cancer, les préparations hydrargyriques ne font qu'aggraver le mal.

La seconde observation paraît beaucoup plus démonstrative :

2° Une fille de 30 ans, qui usait depuis plusieurs mois de l'extrait de jusquiame, avait aux deux mamelles une tumeur grosse comme un œuf de poule, dure, bosselée, profonde, accompagnée de douleurs lancinantes qui s'étendaient par intervalles depuis l'aisselle jusqu'à la mamelle, le long d'une série de glandes également dures et bosselées. Elle se plaiglait en même temps de douleurs nocturnes, d'ulcères à la bouche et au vagin, lesquels étaient les restes d'une vérole acquise depuis dix ans. Les circonstances ne permettant pas d'employer les frictions, j'eus recours aux pilules de Keyser, dont l'usage continué pendant un mois et demi fit disparaître la tumeur et la douleur des mamelles, ainsi que tous les autres symptômes de vérole qui n'ont pas reparu depuis.

L'âge de la malade, 30 ans, la symétrie de l'altération dans les deux mamelles étaient de nature à écarter l'idée du cancer; les antécédents de la malade permettaient de croire à la nature syphilitique de la lésion ; le traitement curatif confirmait ce diagnostic. Sauvages termine ainsi : « D'où l'on peut conclure qu'il y a des carcinômes d'une espèce particulière, différente du carcinôme ordinaire qu'on n'a jamais pu guérir par les seuls remèdes mercuriels. »

Astruc (*Traité des maladies vénériennes*, traduction française, t. IV, 1740), après avoir énuméré en détail les lésions diverses que l'on rencontre chez les sujets atteints de syphilis invétérée, et en particulier les ulcérations en diverses parties, les tumeurs gommeuses et les exostoses qui suppurent, parle « d'une sorte de cancer des mamelles se produisant lorsque la lymphe laiteuse, à force d'être épaissie par le virus dans les vésicules glandulaires, s'y durcit et forme un squirrhe douloureux. Ce cancer, dit-il, sera occulte tant que la matière épaissie demeurera tranquille, mais, si elle vient à se liquéfier, et qu'elle distende et déchire la tumeur, ce sera un cancer ouvert et ulcéré.

Quelques pages avant, et toujours à propos de la syphilis, il écrivait : « Enfin les femmes ont en leur particulier des maladies qui leur sont propres, comme le cancer au sein, la suppression ou l'abondance des règles, etc. »

N'oublions pas que le livre d'Astruc date de 1740, et sans nous arrêter aux explications étiologiques qu'il donne de ces phénomènes, bornons-nous à constater qu'il a soupçonné une sorte de cancer des mamelles se produisant sous l'influence de la diathèse syphilitique. Il nous laisse toutefois ignorer quelle était la marche de ces tumeurs, et quels signes les lui faisaient reconnaître.

Bierchens, auteur suédois, cité par Virchow (*Patho-*

logie des tumeurs, t. II), décrit, en 1775, le cas d'un homme porteur d'une tumeur syphilitique du sein, qui guérit par le traitement mercuriel. Malgré nos recherches assidues, nous n'avons pas pu nous procurer cette observation.

A partir de ce moment, il se fit un silence absolu autour de la question des gommes mammaires ; les syphiligraphes les plus éminents n'en parlèrent pas, et il faut arriver jusqu'en 1849 pour retrouver une nouvelle observation que l'on doit à M. Richet. Il s'agit d'une femme syphilitique, qui entra à l'hôpital Lourcine, et qui, en même temps que des plaques muqueuses, des rhagades à l'anus, porte dans le sein gauche une tumeur spéciale. Elle guérit complètement de ces divers accidents par l'iodure de potassium et les pilules de Sédillot (Ob. I.)

En 1854, Yvaren (*des métamorphoses de la syphilis*), cite le cas d'une femme âgée de 48 ans, atteinte autrefois de syphilis, auprès de laquelle il fut appelé pour deux ulcérations du sein gauche, consécutives au ramollissement de deux petites tumeurs, et qu'il reconnut être syphilitiques ; le régime mercuriel et les applications de pommade à l'iodure de plomb amenèrent une prompte cicatrisation (obs. II).

C'est surtout à M. Maisonneuve que revient l'honneur d'avoir signalé la fréquence relative des affections syphilitiques du sein ; nous trouvons le cas suivant relaté dans ses cliniques chirurgicales de 1854 :

Un jeune homme a, lors de son entrée à l'hôpital, la poitrine, le cou et les épaules labourés d'ulcères profonds et sanieux ; des tumeurs nombreuses et de différents volumes forment un véritable chapelet le long du muscle sterno-mastoïdien. Il y a quelques années, dit M. Maisonneuve, ces ulcérations et ces tumeurs eussent été considérées comme appartenant à la classe des affections cancéreuses. Quant à nous, malgré l'absence complète d'antécédents syphilitiques accusés par le malade, nous n'avons pas hésité un seul instant sur la nature du mal, et vous avez vu avec quelle rapidité ces effrayants symptômes ont disparu sous l'influence de l'iodure de potassium. Il y a six semaines tout au plus que le malade est soumis à ce traitement, et maintenant toutes les tumeurs ont disparu et tous les ulcères sont cicatrisés.

Quatre nouveaux exemples de ce genre, appartenant aussi à M. Maisonneuve, sont brièvement rapportés par Velpeau dans son traité des *Maladies du sein* (2e édit., 1858). Dans l'un, existait une simple tumeur gommeuse sans ulcération des téguments ; dans les trois autres, il y avait à la fois ulcération des téguments et engorgement circonscrit du tissu même de la glande mammaire ; dans les quatre cas, il existait d'autres manifestations syphilitiques, telles que gommes à la tête, périostoses, ulcères aux jambes ; enfin, dans les quatre cas, la guérison avait été obtenue promptement par les préparations iodurées.

C'est appuyé sur ces exemples, que le chirurgien de l'Hôtel-Dieu prétend que les affections syphilitiques du sein ne sont pas très-rares, et qu'il faut considérer comme telles bon nombre de cancers guéris par les préparations iodurées.

Velpeau, qui publie ces observations à côté de celle de M. Richet, dit n'avoir pas rencontré de cas de ce genre ; mais, ajoute-t-il, M. Maisonneuve est une autorité trop sérieuse en pareille matière pour que son témoignage ne soit point écouté.

Un an plus tard, M. Verneuil présentait à la Société anatomique (*Bulletin de la Société anatomique*, 30e année, 1855), les pièces pathologiques d'un homme atteint de gomme de la mamelle (ob. III.), et qui, chose remarquable, était porteur de tumeurs de même nature au pancréas. M. Verneuil donne aussi les résultats probants de l'examen histologique.

M. Rollet, dans son *Traité des maladies vénériennes*, après avoir dit que, dans les cas bien rares où l'on avait pu anatomiquement observer l'infiltration gommeuse de la mamelle, on a vu qu'elle ne différait guère de celle des testicules, rapporte le fait suivant : M. Ollier était sur le point de confondre une tumeur gommeuse de la mamelle, du volume d'un œuf, avec un adénôme simple, lorsque, éclairé par d'autres symptômes concomitants (exostoses de sternum, ulcération serpigineuse du bras, cicatrices syphilitiques sur divers points), il administra l'iódure de potassium et fit disparaître toutes ces lésions ; la malade rentra plus tard à l'Hôtel-Dieu avec une albuminurie qui guérit aussi au moyen du traitement spécifique.

En 1864, le Dr Ambrosoli publiait, dans la *Gazetta di Lombardia*, trois observations qui ne laissent pas le moindre doute sur la nature de l'affection. Dans la première, il est question d'un jeune homme ayant eu à la verge un chancre, puis plus tard des syphilides cutanées en diverses régions du corps, et enfin des ulcérations du voile du palais ; quatorze jours après la guérison de ces accidents, se présentèrent chez lui, dans les deux mamelles, des petites tumeurs dures, mobiles, qui disparurent en peu de temps sous l'influence du traitement à l'iodure de potassium. Dans la seconde observation, Ambrosoli parle d'une jeune domestique de 24 ans ; plaques muqueuses aux grandes et petites lèvres, papilles et pustules à la peau, ganglions inguinaux indurés, tels sont les antécédents de cette malade ; ces accidents persistent pendant trois mois, malgré les pilules mercurielles de Ricord. Au bout de ce temps, outre un violent iritis à droite, se montrent à la mamelle deux tumeurs dures, mobiles et légèrement bosselées. La malade guérit complètement après avoir pris 180 grammes d'iodure de potassium. Dans la troisième observation (obs. V), il s'agit d'une jeune fille de 19 ans qui, après des accidents bien constatés de syphilis, eut dans la mamelle droite une tumeur dont elle guérit par l'iodure de potassium.

M. Lancereaux, qui parle de ces trois malades dans son remarquable *Traité de la syphilis*, dit avoir observé un cas semblable.

En 1867, le Dr Icard publia dans le *Journal de Médecine de Lyon*, une note sur une « tumeur syphilitique, simulant un cancer, » qui céda à l'iodure de potassium et guérit après un traitement de cinq mois. Nous publions plus loin cette observation tout entière, remarquable par l'abondance des détails et le soin qui a présidé à sa rédaction (ob. VI).

Hennig, dans les *Arch. fur Gynecol*,, 1871, donne l'observation post mortem d'une gomme de la mamelle chez une femme notoirement syphilitique ;

cette gomme était remarquable par son petit volume, à ce point qu'elle était restée ignorée pendant la vie de la malade (Ob. VII).

M. Horteloup, dans sa thèse d'agrégation. 1872, sur les *Tumeurs du sein chez l'homme*, donne l'observation d'une tumeur sur la nature de laquelle on hésita longtemps ; l'apparition d'une tumeur semblable au sein droit fit supposer que ces lésions pourraient bien être syphilitiques ; du reste le malade reconnaissait avoir eu un chancre à la verge quelques années auparavant. L'iodure de potassium amena la résolution de ces deux tumeurs (Ob. VIII).

Telles sont les observations de gomme de la mamelle qui se trouvent consignées dans la science, les seules du moins que nous ayons pu récolter, malgré de sérieuses recherches. Nous avons cru devoir les rapporter dans ce travail et les rapprocher de celles qui nous sont propres, non-seulement pour indiquer l'état de la science sur la question, mais encore pour faire, s'il est possible, ressortir de cette étude comparative quelques données séméiologiques et thérapeutiques importantes. Nous avons donné en entier quelques observations bien courtes, et qui ne peuvent guère avoir qu'un intérêt purement historique ; au contraire, nous n'avons fait que citer en passant les plus importantes, nous réservant de faire un chapitre séparé de celles qui, par la clarté et l'exactitude de la description, la richesse des détails, peuvent servir à constituer les bases du diagnostic.

ÉTIOLOGIE.

On a dû souvent confondre le syphilôme de la mamelle avec des tumeurs de nature différente : aussi ne croyons-nous pas que cette affection soit en somme aussi rare qu'on serait tenté de le croire d'après le peu d'exemples qui en ont été relatés. Néanmoins, j'ai entendu dire à M. Fournier, dont la compétence et l'expérience sont si grandes en pareille matière, qu'il ne possédait que deux cas de ce genre, et encore ne les croyait-il pas assez authentiques pour servir de base à une étude clinique réellement scientifique.

Comme celles de la peau et des autres tissus de l'économie, les gommes de la mamelle sont le résultat l'intoxication virulente ; il n'y a donc pas à rechercher leurs causes productives ; on peut seulement se demander quelles sont ici les causes prédisposantes et sous quelles influences accessoires se développent chez certains individus plutôt que chez d'autres ces manifestations de la syphilis tertiaire.

Etant donné : le développement, l'activité fonctionnelle de la glande mammaire chez la femme, son état rudimentaire et sa paresse physiologique chez l'homme, on serait vivement disposé à croire *à priori* que seules les femmes sont sujettes aux tumeurs syphilitiques de ces organes ; il n'en est rien cependant, car, dans les quelques observations que nous rapportons, quatre se sont rencontrées chez des hommes.

Nous ne pouvons rien dire de l'influence de certaines causes efficientes, telles que blessures, contusions, troubles de la lactation, de la menstruation, que l'on invoque si volontiers et avec raison lorsqu'il s'agit de cancers ou d'adénômes de la mamelle ; nos observations, si peu nombreuses du reste, n'ont pas été dirigées de ce côté.

A peine est-il besoin de faire remarquer que la gomme de la mamelle pourra s'observer à tous les âges, comme l'infection syphilitique elle-même, dont elle est la manifestation?

SYMPTOMATOLOGIE.

Il n'existe au début de la gomme de la mamelle aucune douleur, aucune gêne particulières ; aussi est-ce le plus souvent par hasard que les malades découvrent leur maladie en se touchant le sein. Ils constatent alors, quelque part dans la glande, l'existence d'une petite tumeur qui, d'une façon lente et progressive, augmente de volume et se présente bientôt avec des caractères nettement appréciables : elle est dure, inégale, peu ou point bosselée, indolente ou bien peu douloureuse ; d'autres fois, le début se marque par un empâtement discoïde assez étendu ; puis, peu à peu, l'induration se circonscrit, s'isole de façon à former une tumeur arrondie. Ces deux modes différents de production répondent aux dénominations de *mastite circonscrite* et de *mastite diffuse,* que leur donne M. Lancereaux. Dans tous les cas, la peau qui recouvre la tumeur ne lui adhère pas, ou tout au moins, ne lui est rattachée que par un faible pédicule ; elle est toujours normale. A ce moment, on ne constate dans l'aisselle qu'une très-légère tension sub-inflammatoire des ganglions, ou même, et c'est le cas le plus fréquent, aucun retentissement ganglionnaire ; l'évolution de cette tumeur est plus ou moins rapide et, entre le deuxième et le quatrième mois, quelquefois plus tôt, lorsqu'elle a acquis le volume d'un œuf de pigeon, on la voit se ramollir du centre à la périphérie, faire saillie à l'extérieur et adhérer à la face profonde du derme, après s'être rapprochée de la peau ; tous ces phénomènes se sont passés sans douleur et sans élévation de température. C'est alors que la peau subit quelques modifications : elle devient rouge, violacée, s'amincit, se perfore et livre passage à un pus épais, visqueux, sale, grisâtre, peu abondant et contenant des détritus de tissus sphacélés. La plaie grandit en largeur plutôt qu'en profondeur ; les bords en sont peu enflammés, taillés un peu en biseau aux dépens de la face profonde, un peu renversés en dedans, légèrement indurés et tuméfiés. Au pourtour de la plaie, la peau n'est ni sillonnée de veines variqueuses, ni recouverte de végétations papillaires ; elle est absolument saine. Le fond de l'ulcère, d'abord grisâtre, recouvert d'une matière pulpeuse et adhérente, se déterge et laisse voir des bourgeons charnus rosés, qui vont vite se multiplier, et la cicatrisation s'effectue, laissant après elle une cicatrice blanchâtre, plus ou moins exactement circulaire, déprimée et brunâtre à son pourtour. L'iodure de potassium à l'intérieur modifie très-rapidement la marche de la maladie, il l'enraie en quelque sorte, et, suivant l'époque de l'intervention, il résout la gomme, si elle est à l'état de tumeur, ou amène une prompte cicatrisation lorsqu'elle est ulcérée. Pendant toute la durée de l'affection locale, on ne constate pas d'accidents généraux; l'état des malades est relativement des plus satisfaisants; il ne serait pas juste de rapporter à la gomme certains états cachectiques qui s'observent parfois dans des cas de ce genre, et qui sont dus à la syphilis constitutionnelle.

Velpeau, dans son *Traité des maladies du sein*, rapporte un cas très-intéressant de gomme de la mamelle, qu'il doit à M. Richet :

Observation I. — Rose Morin, 22 ans, domestique, entre dans mon service, à l'hôpital Lourcine, salle Saint-Alexis, n° 18, le 11 mai 1849.

A son entrée, je constate l'existence de plaques muqueuses sur les grandes lèvres, de rhagades à l'anus avec fissures profondes; de plus, elle est atteinte d'un écoulement vaginal abondant et d'une altération du col occupant les deux lèvres.

Elle est soumise au traitement habituel : pilules de protoiodure; tampon aluminé dans le vagin, cautérisation préalable du col.

Après un mois de traitement, les plaques muqueuses paraissent rester stationnaires. J'administre la liqueur de Van Swieten.

1er juillet. L'état de la malade ne s'est pas amélioré; au contraire, je remarque plutôt une aggravation dans les symptômes du côté des parties génitales; quelques végétations apparaissent sur les lèvres et au bord de l'anus.

Le 25. La malade se plaint d'une ancienne douleur dans le sein droit. J'examine et je trouve une tumeur du volume d'une châtaigne, dure, très-dure même, située au niveau du mamelon, qu'elle embrasse à sa base, assez exactement limitée, sans changement de couleur à la peau, et sans douleur à la pression. La malade prétend n'avoir cette grosseur que depuis quelques jours et affirme qu'elle l'a vue grandir petit à petit depuis une huitaine sans en parler.

1er août. La tumeur a sensiblement augmenté de volume, mais elle reste dure, sans douleur au toucher et sans rougeur à la peau. Le mamelon, situé au centre de la tumeur, rentre et se rétracte, tandis que celui du côté opposé est, au contraire, très-saillant. Lui-même, au dire de la malade, l'était tout autant avant l'induration. La malade accuse des élancements spontanés nuit et jour dans cette tumeur. Point de fièvre d'ailleurs, ni de perte d'appétit. Pour qui n'aurait pas suivi les débuts de l'affection et ne connaîtrait pas les antécédents de la malade, il serait impossible de distinguer cette tumeur de celle qu'on a désignée sous le nom de squirrhe des conduits galactophores.

Le 6. La tumeur a sensiblement augmenté, sa consistance est la même, et quoique la peau ait pris une couleur bronzée, on n'y découvre aucun point fluctuant. Le mamelon, complètement retracté, a presque disparu. La grosseur totale de la tumeur est celle d'une petite pomme. La malade dit éprouver des élancements vifs et répétés ; le traitement interne est continué, et je fais recouvrir le sein d'un large emplâtre de Vigo.

Les jours qui suivent, la tumeur continue à augmenter, et le 15 août la peau commence à rougir, au-dessous de la dépression occupée par le mamelon. Bientôt, il se manifeste là un point fluctuant ; et le 25 août, je plonge dans la tumeur un bistouri étroit ; il sort en abondance par l'ouverture un pus visqueux et mélangé de flocons tout à fait analogue à celui qui s'écoule des gommes syphilitiques.

Quelques jours après, le sein avait considérablement diminué ; le mamelon commençait à ressortir, mais les parois du foyer restaient indurées et ne semblaient avoir que peu de tendances à la cicatrisation. Je prescrivis des injections iodurées.

17 septembre. Le foyer paraissait se déterger convenablement, et les plaques muqueuses avaient presque complètement disparu, lorsque la malade me montra à la jambe gauche, vers son tiers inférieur, à la partie antéro-interne, une tumeur dure, empâtée, indolente, régnant sur la surface interne du tibia et large comme une pièce de cinq francs. Cette tumeur, qui présentait avec celle du sein une grande analogie, était survenue depuis quelques jours seulement, et, comme la première, était bien évidemment développée sous l'influence de l'affection syphilitique. A partir de cette époque, je soumis

la malade au traitement de l'iodure de potassium et les pilules de Sédillot, et, après un assez long traitement, elle sortit le 24 novembre de mes salles aussi complètement guérie que possible.

Yvaren (*des Métamorphoses de la syphilis*, 1854)' cite l'observation suivante, qui lui a été communiquée par un de ses collègues, le docteur Marin :

Le 14 août 1843, une femme, âgée de 48 ans, d'un tempérament lymphatique et nerveux, née de parents scrofuleux, d'une santé délicate, me fit appeler pour lui donner mes soins ; elle était alitée depuis huit jours. Elle me montra sur le sein gauche et sur l'espace qui sépare les deux mamelles deux plaies. La première, celle du sein, était de la largeur de la paume de la main, elle avait pour base la glande mammaire, sa surface était sale et de couleur cendrée ; on y remarquait quelques débris de membranes cellulo-fibreux frappés de mortification, les bords étaient taillés à pic. L'autre plaie, plus petite que la première, mais plus profonde, offrait les mêmes caractères et reposait sur le périoste du sternum. Toute la partie de la glande mammaire, sur laquelle reposait l'ulcère, était indurée et offrait, sous la pression du doigt, une résistance qui se rapprochait de celle du squirrhe ; le reste de la glande était souple et mobile sur le thorax ; l'ulcération sternale reposait sur l'os dépouillé de son fibro-cartilage.

La malade me raconta que la maladie avait commencé par deux petites tumeurs, nées simultanément dans l'épaisseur de la peau et du tissu graisseux sous-jacent ; qu'elles étaient accompagnées de douleurs sourdes, et, s'étant développées et accrues lentement, avaient fini par s'abcéder. Deux médecins avaient donné concurremment leurs soins à cette femme et avaient regardé la maladie comme un cancer ulcéré ; ils s'étaient en conséquence bornés à employer des boissons délayantes à l'intérieur, des émollients à l'extérieur et à conseiller un régime doux.

La malade me fit l'aveu que son mari lui avait donné une maladie vénérienne, et qu'elle avait passé par les grands remèdes. Elle n'avait jamais éprouvé de douleurs nocturnes dans la direction des os longs ; il n'existait chez elle aucune maladie de la peau de nature suspecte, rien du côté des organes sexuels, point d'ulcérations dans la gorge ni les fosses nasales. Mais les renseignements et les caractères actuels fournis par la malade me firent penser que tous ces accidents étaient le résultat de l'ancienne maladie vénérienne.

Je conseillai de panser la plaie avec la pommade à l'iodure de plomb, je fis prendre à l'intérieur la liqueur de Van Swiéten, aidée de quelques toniques et d'un régime analeptique ; j'ordonnai de quitter le lit. A la faveur de ce traitement, les plaies se cicatrisèrent, et, vers le 7 novembre, la malade cessait les remèdes, elle vaquait déjà à ses affaires.

Le siége du mal, le développement lent et presque sans inflammation des tumeurs, la destruction ulcéreuse des téguments qui les recouvraient et l'aspect cancéreux des plaies avaient fait prendre cette maladie pour une affection carcinomateuse.

Peut-être s'agit-il ici d'une affection de la peau ou du tissu cellulo-adipeux sous-jacent, plutôt que d'une gomme du tissu mammaire lui-même. Cette observation n'en est pas moins très-intéressante ; elle nous montre, en effet, que les points contigus à l'ulcère, le tissu glandulaire, sont envahis par l'inflammation et acquièrent un grand degré d'induration.

L'observation suivante a été présentée, en 1855, à la Société anatomique, par M. Verneuil, et publiée dans le Bulletin de cette Société, xxxe année.

Obs. III. — Il s'agit d'un homme chez lequel on constata, à l'autopsie, l'existence de deux tumeurs gommeuses au pancréas, et qui, durant la vie, avait une tumeur gommeuse du sein.

Cette tumeur, soudée à la peau qui commençait à se perforer, reposait sur le grand pectoral, auquel elle adhérait à peine ; elle mesurait 6 centimètres de diamètre et 3 d'épaisseur ; son tissu, à l'œil nu, rappelait l'encéphaloïde ramolli ; on en faisait suinter, par la pression, un suc abondant, crémeux, lactescent et miscible à l'eau ; il suffisait de promener l'ongle sur la coupe pour enlever par la râclure une certaine quantité de cette matière pultacée. Au microscope, on découvrait un élément uniforme, consistant en petits globules réguliers, de même volume que ceux de la lymphe (4, 5, 6 millimètres). Quant à la trame de la tumeur, elle était formée par des mailles irrégulières de tissu cellulaire. Les globules en question n'avaient aucune analogie de forme, de dimension, d'aspect avec les noyaux du cancer ; ils ne ressemblaient pas davantage à ceux de l'épithélium ; ils différaient aussi par leur dimension extrêmement variable des globules de la lymphe, avec laquelle ils présentaient, cependant, le plus d'analogie ; mais le seul fait de l'absence des ganglions dans les points occupés par les tumeurs suffit pour écarter toute confusion à ce sujet. L'élément histologique, dont ces globules peuvent être rapprochés, sont les noyaux ronds des cellules fibro-plastiques, ceux qui, bien distincts du noyau allongé en grain de blé, ont été désignés par M. Robin sous le nom de cytoblastions. D'ordinaire, les cytoblastions se rencontrent associés à des corpuscules fusiformes ; dans la tumeur gommeuse en question, ainsi que dans les deux tumeurs du pancréas, ils paraissent constituer à eux seuls toute la production morbide, car c'est à peine si l'on y découvre quelques rares éléments fibro-plastiques.

Après avoir fait en règle le procès des iodures employés dans le traitement interne du cancer ; après avoir dit qu'il n'avait jamais vu ces médicaments modifier dans le sens de la guérison un seul cancer, à quelque variété qu'il appartienne, Velpeau publie un cas, qui lui est propre, de guérison d'un « squirrhe douteux, » chez une dame de 48 ans :

Obs. IV. — Cette femme présentait au-dessous et un peu en dehors du mamelon une plaque sur laquelle la peau était légèrement déprimée ; les doigts constatèrent que cette plaque des téguments se continuait avec une tumeur dure, demi-ligneuse, du volume d'un œuf de poule, mal limitée et comme perdue au milieu de tous les tissus. La malade était terrorisée par l'idée d'une opération, et, ne fût-ce que pour gagner du temps, Velpeau résolut de tenter la médication résolutive avec une certaine énergie : sangsues nombreuses larges onctions avec la pommade à l'iodure de plomb sur toute la région malade; ces onctions furent plus tard remplacées par l'emplâtre de savon et l'emplâtre de ciguë. Cette dame prit, en outre, 40 à 60 centigrammes d'iodure de potassium deux fois le jour.

Le tumeur cessa d'abord de s'accroître; au bout de deux mois, ses dimensions étaient évidemment moindres. Bref, au bout de huit mois, le sein avait repris partout sa souplesse et son état normal, et cette dame, observée longtemps après, n'avait plus rien ressenti qui fût de nature à l'inquiéter sur son sein.

Voilà donc un squirrhe, douteux il est vrai, guéri sans opération, cité par ce même maître qui, nous venons de le voir, refusait de croire à une pareille guérison. Velpeau, qui donne cette observation pour montrer la possibilité rare, très-rare, de guérison réelle de tumeurs « ressemblant considérablement au squirrhe, en supposant qu'elles ne fussent pas de véritables squirrhes, » la fait suivre de la réflexion suivante, qui marque, dans cet esprit si clairvoyant, un doute et une hésitation extrêmes : « D'après ce que j'ai vu tant de fois, il m'est si difficile d'admettre une guérison radicale du squirrhe sans opération, que je donne ici cette observation à titre de renseignement plutôt qu'à titre de preuve irréfragable. » Velpeau ne nous dit rien des antécédents de la malade. A-t-il recherché chez elle les traces d'une syphilis antérieure? Nous ne le savons pas. Toujours est-il qu'il a pris le soin de distraire cette observation du cadre général des squirrhes, pour la placer en regard des quatre observations de gommes de la mamelle que lui fournit M. Maisonneuve, et de celle de M. Richet. Il est certainement très-audacieux de nous inscrire en faux contre l'opinion de M. Velpeau; mais, étant donné : d'une part, les réticences, les incertitudes dont ce maître éminent entoure son diagnostic, et, d'autre part, les ressemblances frappantes de cette tumeur avec plusieurs de celles que nous mentionnons, sa guérison par le traitement à l'iodure de potassium, nous nous demandons s'il n'y aurait pas dans ce « squirrhe douteux, guéri sans opération, » une lésion de nature syphilitique, et c'est à ce titre que nous lui donnons place dans ce travail.

Aux deux cas que publie le docteur Ambrosoli dans la *Gazetta di Lombardia*, il ajoute l'observation suivante :

Obs. V. — Une jeune fille de 19 ans a un chancre sur la petite lèvre, un bubon inguinal ; trente-sept jours après ces accidents, apparition d'ecthyma et de bulles sur le dos de la main et du pied, douleurs ostéocopes. Bientôt, en outre, la mamelle droite devient dure et enflée environ dans le tiers de son étendue et surtout au voisinage du mamelon. La pression, en ce point, produit une légère douleur ; la peau n'est pas plus colorée, plus chaude qu'à l'état normal, seulement les ganglions de l'aisselle sont engorgés et douloureux. Après quelques jours, des phénomènes semblables apparaissent à la mamelle gauche, seulement avec une intensité moindre. La malade est soumise au traitement à l'iodure de potassium; elle en prend 200 grammes en trois mois et guérit radicalement.

Nous donnons ici en entier, malgré son étendue, une observation des plus intéressantes, publiée dans le *Journal de Médecine* de Lyon. La malade y a été l'objet d'une attention particulière ; les diverses phases de son affection y sont retracées avec une grande clarté et une grande exactitude. Si les quelques observations que nous relatons avaient été rédigées avec un pareil soin, la question des gommes de la mamelle, nous en avons la certitude, serait beaucoup moins obscure qu'elle ne l'est actuellement :

Obs. VI. — La dame E. R., concierge, âgée de 50 ans, vit, lors de son mariage, remontant à quinze ans, disparaître la bonne santé dont elle avait joui jusqu'alors. Depuis cette époque, elle montra des signes non équivoques de syphilis : éruptions aux parties génitales et douleurs rhumatoïdes ; plus tard, syphilides tuberculeuses à forme serpigineuse, ulcérations diverses, angines graves, destruction du voile du palais (1858). En 1863, douleurs de tête violentes et attaques épileptiformes cédant au traitement ioduré. 1864, céphalée nocturne intense et retour des accidents convulsifs, dont le même traitement fait justice. 1865, douleurs ostéoopes et périostoses de la clavicule ; la même année, en juillet, apparition dans le sein gauche d'une tumeur, dont le développement rapide inquiète la malade.

9 octobre 1865, jour de l'observation. La tumeur du sein est de la grosseur d'un œuf de poule, occupant la partie inférieure et externe de la glande ; elle est inégale, dure, bosselée, douloureuse à la pression, et présente un point ramolli et fluctuant. A ce niveau, la peau est brunâtre et amincie. La tumeur est le siége de douleurs spontanées peu vives, s'irradiant vers l'épaule et le bras correspondant. Dans l'aisselle existent trois ganglions durs, indolents, du volume d'une amande. La périostose de la clavicule droite est plus prononcée vers l'extrémité sternale. La santé générale est assez bonne. (Une cuillerée à bouche de sirop de Boutigny et frictions sur la tumeur avec une pommade à l'extrait de ciguë.)

Le 27. Les douleurs se sont apaisées au bout de quelques jours ; la tumeur est réduite au volume d'une noix, et les ganglions axillaires ont beaucoup diminué. Le sirop de Boutigny, fatiguant la malade, est remplacé par l'iodure de potassium à la dose de 60 centigrammes par jour.

2 novembre. La tumeur a sensiblement diminué de volume ; les ganglions de l'aisselle sont gros comme de petits haricots. La périostose de la clavicule a également diminué, et les douleurs sont presque nulles ; la dose d'iodure de potassium est portée à 1 gramme par jour.

Le 28. Depuis la dernière visite, la malade n'a pris que 6 grammes d'iodure de potassium, prétextant de vives douleurs d'estomac sitôt qu'elle augmente la dose. La tumeur a encore diminué de volume, mais dans une faible proportion ; il y a toujours un petit point fluctuant ; les ganglions axillaires sont revenus à l'état physiologique. Il n'y a plus de douleurs, la malade a repris de l'embonpoint et déclare jouir d'une santé excellente. (Emplâtre de Vigo sur la tumeur; une cuillerée à bouche de sirop de deuto-iodure de mercure de Bazin.).

9 décembre. Nouvelle diminution de la tumeur. (Deux cuillerées.)

5 janvier 1866. Le médicament est resté sans influence sur le volume de la tumeur, mais a exercé sur les deux seins une action atrophique. Notons que la malade, habituellement bien réglée, a une suppression depuis le mois d'octobre. (Une pilule d'extrait de ciguë de 5 centigrammes et de calomel de 3 centigrammes.)

Le 24. Les règles sont revenues la semaine dernière, mais avec moins d'abondance; ce retour a coïncidé avec la réapparition de douleurs dans le sein, et une augmentation sensible de la tumeur qui menace plus que jamais de s'ulcérer. Je vois dans cette exacerbation un mouvement lié au peu d'abondance de la menstruation, et n'ordonne aucune médication active.

2 février. Les douleurs dans le sein ont été vives ces jours derniers ; la tumeur a sensiblement augmenté. Au niveau du point ramolli, existe une ulcération superficielle blanchâtre, avec liséré rouge. (1 gr. d'iodure de potassium par jour, emplâtre de Vigo.)

Le 10. L'iodure a été bien supporté; les douleurs mammaires se sont rapidement apaisées ; aujourd'hui la tumeur a repris le volume qu'elle avait il y a un mois, mais elle présente une ulcération circulaire dont les bords, amincis et décollés, s'appliquent sur une substance blanc-jaunâtre, friable, adhérente par sa base au tissu de la glande. (1 gr. 50 d'iodure de potassium par jour, pansement avec du cérat au calomel.)

Le 22. L'ulcère s'est rétréci, mais la substance blanc-jaunâtre, mortifiée et ramollie, constituant la gomme, se détache très-lentement; j'en extrais la plus grande partie sans effusion de sang, à l'aide de la pince et des ciseaux. Il reste une cavité dont les parois indurées sont recouvertes d'une couche blanche putrilagineuse. La clavicule droite, où siégeait la périostose, est à peine plus volumineuse que la gauche. (Continuer l'iodure.)

A partir de ce jour la plaie marche lentement, mais régulièrement vers la cicatrisation. La guérison était complète au 15 mars.

L'état de santé où se trouvait Mme R. pouvait faire présumer que la tumeur du sein était syphilitique ; les signes objectifs, tels que l'aspect bosselé, le rapide développement, la tendance à l'ulcération, la présence des ganglions axillaires, n'excluaient pas davantage l'idée d'un cancer mammaire. A défaut de signes univoques fournis par la séméiotique ordinaire, je devais chercher, comme tant d'autres, un complément de preuves dans l'essai du traitement antisyphilitique ; les bénéfices flagrants de ce traitement ne laissèrent bientôt plus subsister de doutes sur l'existence, dans ce cas, d'une mastite gommeuse. Plus tard encore, l'ouverture spontanée de la tumeur, en mettant sous nos yeux le tissu caractéristique de la gomme, vint ajouter une dernière preuve, et celle-là irréfutable, en faveur de la nature de la lésion.

Obs. VII. — Hennig (*Arch. für Gynécol.*) donne l'observation suivante d'une femme qu'il n'a pas connue durant sa vie; il sait seulement qu'elle est restée quatre ans au lit pour une carie syphilitique des os du genou. C'était une femme de 55 ans; elle mourut à ce moment, et l'autopsie donna les renseignements suivants :

Au ventre et aux seins se trouvent des traces confuses de grossesse; en outre sur ces derniers et surtout à droite, des cicatrices d'ecthyma. Toutefois aucun autre changement extérieur; dans la partie acineuse du sein aucune altération; entre les canaux galactophores, et les comprimant un peu, se trouve, au milieu de chaque glande, et surtout un peu plus près de la surface antérieure, une gomme de 6 millimètres de longueur, 7 de largeur, et 3 d'épaisseur. La tumeur du sein droit, située en dedans et au-dessous du mamelon, est caséeuse au milieu. De ces deux renflements partent à travers du tissu conjonctif, œdémateux à gauche, d'un rouge brun et un peu gélatiniforme, des noyaux aplatis, à direction centrifuge, se limitant à la périphérie; par suite tout le néoplasme paraît légèrement inégal; il occupe de chaque côté par sa surface le tiers du disque de la glande.

Obs. VIII. (Horteloup. Thèse d'agrégation 1872 : des tumeurs du sein chez l'homme.) — Le nommé Th..., mécanicien, âgé de 47 ans, contracte en 1867 un chancre préputial, qui ne guérit qu'au bout de six semaines; à la suite surviennent des plaques muqueuses; il fut traité alors par des pilules mercurielles. En novembre 1871, il entre à l'hôpital Saint-Antoine, atteint de tous les symptômes habituels de l'albuminurie.

Dans le courant du mois de mars 1872, survient une tuméfaction lentement progressive du sein gauche, qui donne tout d'abord la sensation d'une sorte d'empâtement discoïde de cet organe; peu à peu l'induration se circonscrit, s'isole, de manière à former une tumeur arrondie : la peau restée normale ne lui est pas adhérente. Peu à peu cette tumeur fait saillie à la partie externe et supérieure du mamelon, et finit par acquérir le volume d'une pomme d'api; la peau se modifie à son tour et prend une teinte violacée. Dans les premiers jours d'avril, une tumeur semblable apparaît un peu au-dessus du sein droit; elle siége dans le tissu cellulaire sous-cutané, acquiert bientôt le volume d'un marron. C'est alors que l'on songe à la possibilité d'une tumeur gommeuse, et que l'iodure de potassium est administré à la dose de 1 gramme, puis 1 gr. 50 centigr. A partir de ce moment la tumeur du sein droit qui était un peu ramollie à son centre, se résorbe progressivement, l'autre tumeur diminue également, mais dans une proportion moindre que la précédente.

Le 10 juin, ce malade, dont l'état général s'est notablement amélioré, demande sa sortie. La tumeur du sein gauche a entièrement disparu, et à sa place existe une dépression qu'il est facile de sentir avec le doigt, et au pourtour de laquelle on peut sentir les lobules de la glande mammaire. La tumeur, située au devant du grand pectoral, a aussi considérablement diminué et est réduite au volume d'un haricot.

Obs. IX. — Au mois de décembre 1872, la demoiselle G..., âgée de 20 ans, entre à l'Hôtel-Dieu, dans le service de M. Guérin. Deux ans auparavant, elle a eu à la vulve un chancre induré, une induration des ganglions inguinaux; plus tard sont survenues des plaques muqueuses de la gorge et des ulcérations du voile du palais. Peu à peu ces accidents ont disparu, sous l'influence du traitement mercuriel. Au moment de son entrée à l'hôpital, cette malade porte au sein droit une tumeur dure, légèrement bosselée, mobile, absolument indolente; à son niveau, la coloration de la peau est normale; les ganglions de l'aisselle sont absolument sains. On hésitait à diagnostiquer une tumeur gommeuse du sein; cependant les antécédents de la malade, son âge, les caractères de la tumeur et des ganglions, ne permettaient pas de croire à une tumeur maligne. La question fut bientôt jugée par l'apparition d'une tumeur gommeuse à la jambe gauche; il ne fut plus douteux dès lors que la tumeur du sein ne fût, elle aussi, sous la dépendance de la syphilis, et le traitement spécifique continué pendant trois mois amena la guérison complète des deux tumeurs.

Obs. X. — En 1869, M. Verneuil vit à l'hôpital de Lariboisière une femme vieille, maigre, cachectique qui présentait au sein gauche une tumeur du volume d'un gros œuf, ulcérée à son sommet, et présentant l'aspect d'un cratère gommeux à bords taillés à pic; bien que cette tumeur datât d'une année, elle était restée complètement mobile, sans adhérence avec les parties sous-jacentes; les ganglions de l'aisselle n'étaient point pris; l'ouverture, qui aurait permis l'introduction de l'index à un centimètre de profondeur, laissait écouler un pus verdâtre, sans détritus; ses bords, un peu renversés en dedans, n'étaient point indurés. La mamelle droite présente, elle aussi, sept ou huit nodosités arrondies, circonscrites, dures, mobiles, sans adhérence à la peau ni aux parties sous-jacentes; la mamelle en totalité est elle-même très-mobile sur les parties profondes.

La malade entre à l'hôpital dans un état très-précaire; interrogée sur ses antécédents, elle reconnaît avoir eu la vérole; cette notion, aidée de l'aspect insolite de l'affection du sein gauche et de la symétrie de l'altération dans le sein droit, fait diagnostiquer une gomme ulcérée.

La malade est soumise au traitement à l'iodure de potassium. Ce médicament amène une amélioration extraordinaire dans l'état général de la malade; sa plaie se ferme en partie; sur sa demande elle quitte le service; dès ce jour, malgré les recommandations qui lui sont faites, elle cesse le traitement antisyphilitique, aussi elle ne tarde pas à revenir, mais cette fois dans un état des plus lamentables, et quelques jours après elle succombe, avec des signes de généralisation.

Il est certain que, sans beaucoup s'avancer, on pouvait diagnostiquer une gomme ulcérée dans le cas actuel, en présence des caractères de la tumeur, et surtout après les bénéfices flagrants de l'iodure de potassium; il faut néanmoins reconnaître que l'état cachectique des derniers jours de la malade permettait de croire à une diathèse cancéreuse.

Obs. XI. — La femme D..., âgée de de 45 ans, est robuste d'une forte constitution, et paraît se très-bien porter. Il y a cependant quelques années elle a eu la syphilis.

Au mois de décembre 1871, elle s'est aperçue pour la première fois de l'existence d'une tumeur située à la base du sein gauche, un peu au-dessous du mamelon, de la grosseur d'une noix, dure, mobile, indolente, et qu'elle recouvrit tout d'abord de pommade belladonée; la tumeur continua à s'accroître, et bientôt s'ouvrit.

La malade entra le 7 mai 1872 à l'hòpital Lariboisière dans le service de M. Verneuil; à ce moment elle présentait à la partie externe du sein gauche une ulcération, longue de 3 centimètres et demi, large de 1[2 centimètre, et profonde de 1 centimètre; les bords sont taillés à pic, un peu renversés en dedans et dépourvus de toute induration; le fond de la plaie ne renferme pas de détritus, comme on en voit au fond des cancers; il s'en écoule un pus de bon aspect et non fétide. A un centimètre de l'ulcère, les téguments sont absolument normaux, et les ganglions de l'aisselle ne sont pas engorgés; toute la région est indolente; la malade éprouve seulement une douleur sternale très-intense et presque intolérable à la pression, ainsi que cela se voit parfois dans la syphilis. Les antécédents de la malade et l'existence actuelle de quelques pustules d'ecthyma en divers points du corps font croire que la lésion du sein, qui, du reste, ne ressemble pas à un cancer, est une gomme ulcérée de la mamelle. En conséquence, M. Verneuil applique le traitement antisyphilitique, mais aucune amélioration ne survient. En présence de ce résultat thérapeutique négatif, M. Verneuil se décide pour l'extirpation de la tumeur : tout le sein gauche est enlevé, et la cicatrisation marche rapidement. Tout va bien, et la malade qui n'est plus tourmentée que par quelques douleurs névralgiques, doit dans quelques jours retourner chez elle. Sur ces entrefaites, environ vingt jours après l'opération, elle est prise d'un violent tétanos, et elle est presque mourante lorsque M. Verneuil lui pratique la trachéotomie. A partir de ce moment, elle va de mieux en mieux, et elle quitte l'hôpital le 17 septembre 1872 en parfait état : sa plaie est complètement cicatrisée.

Vers le 18 décembre de la même année, la cicatrice se couvre de quelques boutons plats, rouges, et qui se mettent à suppurer, de sorte que la plaie se rouvre, et la malade entre le 11 janvier 1873 à la Pitié dans le service de M. Verneuil.

On n'appliqua que des cataplasmes sur la plaie; le 26 janvier, elle fut prise d'un violent érysipèle, qui commença par la poitrine et finit par le bras gauche; cette poussée avait amené le gonflement, la suppuration et la chute des ganglions axillaires. A la même époque, apparurent des boutons et des pustules d'ecthyma en divers points du corps, sur le dos, la face et la poitrine. La plaie du sein est irrégulière, et tout autour d'elle, se présentent, dans la peau violacée à leur nivsau, de nombreux petits noyaux durs et disséminés sur la surface de la poitrine.

M. Fournier vit la malade à ce moment et déclara à M. Verneuil qu'il ne s'agissait pas là d'un cancer, mais bien d'une syphilis maligne, dont il ne se rendrait maître par aucun moyen.

A partir de ce jour la malade eut plus de vingt érysipèles qui occupaient le tronc ou les bras et laissaient après eux un œdème dur, rougeâtre, violacé, des parties. La malade est tombée dans un état d'épuisement indescriptible; et, comme pour rendre plus complet ce tableau navrant, elle eut le 4 juillet une fracture spontanée du fémur; les ulcérations très-étendues, douloureuses, recouvertes de croûtes verdâtres suppurent abondamment, et la malade succombe. L'autopsie n'a pu être faite.

Obs. XII. — La nommée Marie G..., couturière, entre le 18 avril 1874 à la Pitié, service de M. Verneuil. C'est une femme de 56 ans. Réglée à 14 ans, et mariée à 23, elle est deux fois mère dans les trois années qui suivirent son mariage; ses grossesses n'ont rien présenté d'anormal; elle ont très-bien évolué jusqu'à la délivrance, qui a été heureuse dans les deux cas; ses deux enfants vivent encore. A l'âge de 45 ans, cette femme devient encore enceinte, et cette fois les choses ne se passent pas aussi favorablement : les règles continuent, quoique très-peu abondantes jusqu'au quatrième mois, pour faire place à d'énormes quantités de flueurs blanches qui fatiguent beaucoup la malade et durent jusqu'au moment de l'accouchement; au surplus l'enfant de cette dernière grossesse, très-chétif, meurt quelques jours seulement après sa naissance, porteur de tumeurs à la nuque et de taches à la peau; le médecin aurait dit à la mère que son enfant succombait à une « viciation du sang. » Les suites de couches ont été très-mauvaises, et pendant quatre mois encore la malade a été débilitée par des pertes blanches en quantité considérable, analogues à celles qu'elle avait eues pendant sa grossesse. Depuis, les règles n'ont pas reparu, et la malade, qui, un an auparavant, se portait à merveille, vit s'operer dans sa santé de grands changements; elle perdit de ses forces, de son embonpoint, et tout porte à croire qu'elle était déjà sous le coup d'une syphilis dont elle ne veut pas reconnaître l'existence (peut-être l'ignore-t-elle réellement), mais dont elle porte aujourd'hui des traces évidentes telles que : restes d'ecthyma en divers points du corps, périostoses du tibia et de la clavicule, et dont son histoire, qu'elle nous rapporte en détail, ne nous permet pas de douter un seul instant. Il ya sept ans, elle a vu apparaître dans les deux seins une suite de petites tumeurs variant de la grosseur d'une noisette à celle d'un œuf de pigeon; dures, bosselées et comme perdues au milieu des tissus. Ces tumeurs étaient difficiles à circonscrire complètement et à isoler du reste de la mamelle, dont elles semblaient faire partie; elles disparurent toutes plus ou moins rapidement à la suite d'un traitement à l'iodure de potassium, pour reparaître bientôt après, la malade ayant prématurément abandonné le traitement. Nouveau traitement, nouvelle disparition de ces tumeurs; cependant certaines d'entre elles, plus développées que les autres, plus voisines de la peau qu'elles repoussaient et tendaient à ulcérer, ont été ouvertes par le bistouri et ont laissé écouler un sang sale, épais, purulent, puis se sont cicatrisées. Les choses en étaient là, et tous les accidents du côté des seins avaient disparu, lorsque, il y a quatre ans, la malade a eu au genou gauche une arthrite d'une violence extrême, qui a duré plus d'un an et qui, après avoir résisté à plusieurs traitements topiques très-énergiques, n'a cédé qu'à l'iodure de potassium ; du jour où ce médicament a été employé, la guérison a marché d'un pas rapide, laissant toutefois une ankylose complète et une tuméfaction considérable de l'articulation. Il est très-important de remarquer la promptitude des guérisons obtenues par l'iodure de potassium dans ces cas de tumeurs mammaires et d'arthrite ; c'est évidemment là un fait qui plaide l'hypothèse de la syphilis.

Il y a huit mois, la malade s'aperçut, au sein droit, un peu au-dessus et en dehors du mamelon, de l'existence d'une petite tumeur analogue à celles qu'elle avait eues précédemment aux deux seins ; du volume d'une noisette. Cette tumeur était recouverte d'une petite plaque blanchâtre, que la malade compare à des petites cicatrices existant encore aujourd'hui au sein gauche ; tumeur et plaque cicatricielle adhéraient entre elles et étaient absolument indolentes. Trois mois après ce début, la tumeur, qui avait notablement augmenté de volume, se ramollit un peu, se rapprocha de la peau sous laquelle elle se dessina de plus en plus ; à son niveau, la peau prit une teinte rouge, resta quelque temps stationnaire, devint violacée, s'amincit, se perfora et laissa écouler par l'orifice unique un pus blanchâtre et bien épais. Tout d'abord la malade n'y fit guère attention et se borna à maintenir la plaie dans un grand état de propreté, puis plus tard à appliquer divers onguents, sans pouvoir retarder en aucune façon la marche envahissante du travail d'ulcération ; bientôt le mamelon lui-même disparut ; c'est alors seulement que la malade inquiète songea à entrer à l'hôpital.

A ce moment, on observe, à la partie moyenne du sein droit, une large perte de substance assez régulièrement circulaire, mesurant environ 6 centimètres et demi de diamètre. Le fond de cet ulcère est, à la partie centrale, franchement rosé, d'assez bon aspect, et présentant un grand nombre de bourgeons charnus ; il repose sur le bord antérieur du grand pectoral, dont on reconnaît fort bien les faisceaux musculaires, surtout en faisant entrer le muscle en contraction. A la circonférence le fond de la plaie présente des aspects fort variables : tandis qu'en haut et en dehors on retrouve le même aspect rosé et les bourgeons charnus du centre, en bas et en dedans, au contraire, dans les deux tiers de la circonférence, sous les bords décollés et à leur niveau, on voit une matière grisâtre, sanieuse, pulpeuse, noire par places, constituée par des débris d'eschare et ressemblant en tous points à la matière que l'on rencontre au fond des gommes ulcérées ordinaires.

Le bord est soudé au fond de l'ulcère à la partie supérieure et externe, taillé un peu en biseau aux dépens de la face profonde, festonné, irrégulier et très-légèrement renversé en dedans. Au palper, on sent la peau un peu épaissie, faiblement indurée, mais à une très-courte distance elle revient à l'état normal.

Le bord est plus tuméfié à la partie inférieure au niveau du décollement, un peu plus renversé en dedans, mais présente à part cela tous les caractères précédents ; nulle part sur ce pourtour on ne voit de végétations papillaires, de taches veineuses réticulées, de plaques légèrement saillantes d'aspect érectile et variqueux, comme on en rencontre si fréquemment au voisinage des cancers ; le fond de l'ulcère ne présente non plus aucune de ces productions ; la plaie donne un pus peu abondant, grisâtre et n'exhale aucune odeur fétide ; depuis le début jusqu'à ce jour il n'y a pas eu la plus petite hémorrhagie. La malade n'accuse que de bien rares douleurs spontanées, et encore ces douleurs ne sont-elles que très-peu intenses, à peine appréciables ; les explorations diverses et répétées de la tumeur sont elles-mêmes absolument indolentes ; c'est ainsi que l'on peut aisément et sans provoquer la moindre douleur faire glisser toute la partie ulcérée sur les parties profondes, la région tout entière ayant conservé sa mobilité, comme si elle n'était le siége d'aucune inflammation chronique.

Au voisinage de l'ulcération les parties sont absolument saines et paraissent rester étrangères au travail morbide qui s'élabore auprès d'elles. Du côté de l'aisselle seulement, on sent un cordon assez dur, peu volumineux cependant, car il a pu échapper à une première exploration ; sur un point de continuité il est fusiforme, de sorte qu'il est difficile de décider s'il y a là un ganglion induré, ou simplement une lymphangite indurée.

Le sein gauche qui, nous l'avons vu, a été autrefois, lui

aussi, le siége de productions morbides et de tumeurs multiples, est aujourd'hui à peu près sain, et l'on ne constate que très-difficilement les restes presque imperceptibles de ces anciennes tumeurs.

Du reste, bien que l'affection soit déjà ancienne, la malade est dans un état général relativement bon : elle n'a nullement la teinte jaunâtre ou cireuse, signe de cachexie cancéreuse; l'appétit est bon, et les selles n'ont pas cessé d'être régulières.

Etant donnés les antécédents de la malade, il importe de rechercher quelle est la nature de l'ulcération que nous venons de décrire. Est-elle sous la dépendance d'une diathèse tuberculeuse, scrofuleuse, cancéreuse ou syphilitique?

Outre que la malade a passé l'âge où se présentent ordinairement les manifestations de la scrofule, son état général, ses antécédents permettent tout d'abord d'écarter l'hypothèse de cette diathèse.

On ne peut pas croire non plus à une ulcération de nature tuberculeuse : la rapidité d'évolution de la tumeur, la largeur de l'ulcération, la rareté, pour ne pas dire l'absence d'infiltration des ganglions de l'aisselle, l'état général de la malade, l'inspection des poumons qui paraissent entièrement sains, sont autant de signes qui s'ajoutent pour infirmer le diagnostic de tubercules.

L'ulcère n'a pas non plus le cachet du cancer; sa marche caractéristique; l'absence presque absolue d'épaississement, d'induration des bords, de varicosités, de végétations papillaires, d'hémorrhagies et de douleurs ; l'état des ganglions de l'aisselle presque sains, malgré l'étendue de l'ulcération, et l'état général sont des signes négatifs qui éloignent l'idée de cancer et font croire plutôt à une gomme ulcérée; ce diagnostic auquel on arrive par exclusion est d'ailleurs d'autant plus rationnel qu'il est appuyé par les antécédents certainement syphilitiques de la malade, et par les traces encore visibles des manifestations diathésiques.

Les gommes ordinaires, il est vrai, n'ont pas l'habitude de se comporter entièrement comme notre tumeur ; nous allons voir sous quels rapports elles sont dissemblables.

Les gommes débutent d'ordinaire par une tumeur indolente, siégeant, soit dans les parenchymes, soit, et le plus souvent, dans le tissu cellulaire, acquérant un certain volume, en général peu considérable, avant de s'ulcérer. C'est en tous points le cas de notre malade et jusqu'ici il y a ressemblance absolue. Plus tard, lorsque, par un vrai travail de sphacèle, la gomme s'est ulcérée, elle se présente sous l'aspect d'une plaie assez analogue à celle que nous venons de décrire. Il est vrai que les bords de la gomme suppurée sont lilas, violacées, que cette teinte s'étend plus ou moins loin des bords, que leur fond est très-rarement détergé et recouvert d'un enduit de détritus jaunâtre, pulpeux, assez adhérent, et que ces derniers caractères ne se rencontrent sur notre ulcération que dans la partie inférieure seulement, dans les points où existe le décollement et un peu au-dessus. Quant aux ganglions de voisinage, on avait longtemps admis qu'ils restaient intacts dans les cas de gomme ulcérée ; cette proposition n'est pas absolument vraie : M. Verneuil a montré, et, après lui plusieurs auteurs, que parfois on rencontrait les ganglions indurés dans les cas de cette nature. Virchow semble admettre que l'adénopathie viscérale serait la règle. La présence d'un ganglion dans l'aisselle n'est donc pas incompatible avec l'idée de syphilis, sans toutefois plaider pour elle.

En résumé, nous sommes très-probablement en présence d'une tumeur gommeuse ulcérée de la mamelle. Je dois à la vérité de dire que M. Verneuil, qui depuis plusieurs années poursuit avec persévérance l'étude clinique de cette maladie, avait diagnostiqué une ulcération de nature syphilitique, d'accord avec M. Fournier qui vit la malade, avant que celle-ci nous ait raconté en détails son histoire, et avant tout examen général. Ces précieux indices, recueillis ultérieurement, n'ont fait que confirmer d'une façon éclatante le diagnostic porté et légitimer un traitement à l'iodure de potassium déjà appliqué.

Le 19, jour de l'entrée à l'hôpital, la plaie est pansée à l'eau phagédénique; la malade prend en outre 2 gr. d'iodure de potassium, en deux prises; l'une le matin, l'autre le soir.

Le 24. La plaie est complètement détergée ; elle ressemble presque à une plaie simple ; l'épaississement, le renversement des bords s'effacent ; la légère induration qui existait il y a six jours a persisté ; les bourgeons charnus sont de plus en plus développés ; la mensuration donne 6 centimètres dans tous les sens ; l'ulcère s'est donc rétréci de 1[2 centimètre dans tous ses diamètres.

1er mai. La plaie est rouge, bourgeonnante dans toute son étendue ; elle donne un pus de bonne nature ; le décollement n'existe plus à la partie inférieure, le ganglion est stationnaire ; l'induration augmente.

Le 8. L'induration a encore augmenté ; mais la plaie se rétrécit ; elle mesure 4 centimètres en hauteur et 4 1[2 en longueur.

Le 15. La cicatrisation marche rapidement, la plaie mesure 3 et 4 centimètres. Pansement simple.

Le 20. La suppuration est presque nulle, bourgeons exubérants.

Le 26. A la partie supérieure et interne, le bord de l'ancienne plaie a acquis une dureté considérable, analogue à celle du squirrhe ; cette induration s'étend sur une longueur de 5 centimètres et une largeur de 1 à 2 centimètres. La peau est adhérente à ce niveau. Quoi qu'il en soit, la plaie est complètement cicatrisée. Il a donc suffi de 35 jours à une ulcération presque circulaire de 6 centimètres 1[2 de diamètre pour guérir complètement, sous l'influence de l'iodure de potassium. La malade se lève ; mais comme pour marcher, elle est obligée de s'appuyer du bras droit sur un bâton (à cause de l'ankylose du genou), sa cicatrice encore toute nouvelle se trouve tiraillée en tous sens et se rompt ; aussi deux jours après nous constatons une ulcération nouvelle qui a progressé rapidement ; elle mesure 2 centimètres de diamètre. La malade se remet au lit et l'on fait un pansement avec des bandelettes de Vigo. C'est à ce moment que, pour cause d'insalubrité, la salle Saint-Angustin est évacuée, et la malade quitte la Pitié ; de ce jour elle cesse tout traitement ; et, lorsque quinze jours après elle entre à la Salpêtrière sa plaie s'est agrandie, et le bord interne est dur comme du bois. Il y a toujours indolence absolue ; le ganglion axillaire est resté tel que nous l'avons observé. Le traitement spécifique est repris. Nous voyons la malade vingt jours après ; sa plaie a beaucoup diminué, et l'induration intense du bord interne parait se résoudre ; déjà, dans une espace de 2 centimètres, la peau a repris sa souplesse et sa mobilité ; nous commençons à espérer une issue favorable.

DIAGNOSTIC.

Le diagnostic de la gomme de la mamelle est, avons-nous dit en commençant, d'une importance capitale ; il dicte une thérapeutique et un pronostic très-différents, suivant qu'il s'agit d'une lésion de cette espèce ou d'une de ces tumeurs avec lesquelles on la confond le plus aisément. Nous étudierons ici les adénômes, les encéphaloïdes et les squirrhes, qui se rapprochent beaucoup de la gomme par leur aspect ; nous dirons quelques mots des lipômes, des kystes et des tumeurs lymphatiques ou tuberculeuses.

Adénôme. — Comme la gomme, l'adénôme de la mamelle débute par une petite tumeur aphlegmasique, complètement indolente ou fort peu douloureuse ; les sensations de gêne, de pesanteur, quelquefois d'engourdissement, aux époques menstruelles, n'ont rien de bien remarquable dans le cas d'adénôme ; la peau, dans les deux cas, conserve sa mobilité et sa coloration normales. A côté de ces caractères communs qui les rapprochent, s'en trouvent quelques autres qui sont propres à chacune d'elles ; c'est ainsi que la tumeur dure, très-dure même, quelquefois multiple, peu mobile dans le cas de gomme, est généralement unique, bosselée, inégale, souple, élastique, nettement, complètement mobile, dépourvue de toute adhérence à la peau s'il s'agit d'une tumeur adénoïde. Que l'on presse cette dernière entre deux doigts sur un plan solide, le thorax, par exemple, on s'assurera qu'elle se déplace à la manière d'un corps étranger, sans entraîner avec elle aucun des lobules de la glande mammaire. Cette mobilité extrême est le meilleur signe de diagnostic; elle est presque pathognomonique; elle diffère essentiellement de celle que l'on rencontre dans la gomme. Les ganglions de l'aisselle restent toujours sains, que la mamelle soit le siége d'un adénôme ou d'une gomme syphilitique.

L'évolution de l'adénôme n'est pas moins caractéristique, et diffère totalement de celle de la gomme; tandis que la gomme se développe d'une façon relativement assez rapide et toujours progressive, qu'elle arrive généralement en quelques mois aux périodes de ramollissement et d'ulcération; l'adénôme marche avec une lenteur parfois excessive (on en voit durer quinze et vingt ans sans phénomènes inflammatoires); son développement s'opère par poussées successives, et souvent il reste stationnaire après avoir acquis un certain volume. En outre, il ne subit que très-rarement de transformations, de ramollissement; dans tous les cas, ces changements de constitution ne sont que très-tardifs. L'affection se présente alors sous l'aspect d'une plaie large, donnant naissance à une suppuration très-abondante, à laquelle succombe la malade.

Il est vrai que tous les adénômes ne suivent pas cette marche ordinaire : certains peuvent devenir le siége de douleurs, de rayonnements assez vifs; d'autres acquièrent le volume d'un œuf d'autruche en moins d'une année; parfois aussi l'irréguralité de la tumeur peut disparaître par suite de l'accumulation d'une certaine quantité de tissu adipeux entre les lobules ; mais les faits de ce genre, qui viennent obscurcir le diagnostic, sont très-rares.

Tandis que la gomme s'observe à tous les âges, l'adénôme se présente plus fréquemment pendant les périodes de la vie où les femmes sont soumises à la menstruation.

Ces deux affections sont compatibles avec une santé générale relativement satisfaisante ; l'adénôme n'entraîne d'accidents qu'à la période d'ulcération ; il ne dégénère jamais en tumeur maligne.

Encéphaloïde. — Ce cancer débute sous deux formes différentes, qu'il est assez aisé de ne pas confondre avec la tumeur initiale de la gomme. L'encéphaloïde fongueux débute par une tumeur arrondie, située tantôt sous la peau, tantôt profondément, tout d'abord peu douloureuse, et qui se développe avec une rapidité extrême ; elle peut acquérir le volume du poing entre trois et dix mois.

L'encéphaloïde lardacé débute par une tumeur à base large, assez régulière, jamais absolument libre ; loin d'attirer la peau, il la repousse, l'amincit, la rend luisante, rouge-violacé, et celle-ci s'entoure de gros cordons veineux, de varicosités. On le voit, la façon de débuter de ces tumeurs malignes ne ressemble en rien à celle de la gomme syphilitique.

Lorsque survient la période de ramollissement et d'ulcération, les caractères distinctifs sont encore plus nets. En effet, dans le cas de cancer fongueux, la peau, une fois ulcérée, laisse bientôt s'épanouir, au dehors des végétations, des sortes de champignons mollasses, rougeâtres, saignants ; à mesure que ces champignons grossissent, ils se renversent sur les téguments, qu'ils excorient; quelques-uns de ces énormes pelotons peuvent se détacher d'eux-mêmes par la gangrène de leur pédicule ou sous l'influence des plus légères tractions. Avec ces phénomènes surviennent des hémorrhagies parfois assez abondantes pour compromettre la vie des malades. La plaie donne naissance à un écoulement séreux, sorte de lavure de chair, rougeâtre, d'odeur nauséabonde, souvent insupportable, qu'on ne peut un seul instant confondre avec l'écoulement de la gomme, qui est rare, purulent et dépourvu d'odeur.

Dans l'encéphaloïde, les douleurs sont permanentes et excessives peu après le debut, s'irradiant vers l'épaule et le bras correspondant; dans la gomme, au contraire, on ne constate que peu ou point de douleurs.

Enfin, dans le cancer encéphaloïde, l'état général est des plus déplorables, la cachexie est des plus rapides, tandis que nous voyons la gomme ne pas influencer l'économie.

Les ganglions de l'aisselle, presque sains dans le cas de gomme, sont rapidement envahis par la diathèse cancéreuse, s'il s'agit d'un encéphaloïde.

Nous ne trouvons donc, à la période d'ulcération de la gomme, rien qui ressemble à l'horrible affection que nous venons de décrire, et qui puisse obscurcir le diagnostic.

Squirrhe. — De toutes les affections de la mamelle, le squirrhe est la plus susceptible d'être confondue avec la gomme syphilitique. A son début, il se pré-

Diagnostic différentiel de la gomme de la mamelle d'avec l'adénome, le squirrhe et l'encéphaloïde.

GOMME.	ADÉNOME.	ENCÉPHALOÏDE.	SQUIRRHE.
Débute par une ou plusieurs petites tumeurs, variant du volume d'un haricot à celui d'un petit œuf, dures, très-dures parfois, généralement mobiles sous la peau qui la recouvre, aphlegmasique. Les deux seins sont assez souvent pris simultanément.	Débute par une tumeur de volume variable, souple, élastique, inégale, bosselée, essentiellement mobile et roulant sous le doigt ; c'est là son caractère prédominant.	Débute par une tumeur résistante à base large, assez régulière ; jamais absolument libre (variété lardacée); ou par une tumeur arrondie, située plus ou moins profondément, molle, élastique, souple, qui bientôt gardera l'empreinte du doigt (variété fongueuse.) La tumeur encéphaloïde adhère très-vite à la peau ; toutefois l'encéphaloïde primitivement infiltré est plutôt caractérisé par des tumeurs très-volumineuses, bosselées, non adhérentes ; leur développement rapide leur a fait donner le nom de cancers aigus.	Débute par une tumeur bosselée, négale, d'une dureté variant de celle du bois à celle de la couenne, peu ou point mobile. Cette tumeur peut occuper toute la mamelle, qui est augmentée de volume, mais non déformée (squirrhe en masse); d'autres fois, occupant un point restreint de la mamelle, elle rétracte la glande, la diminue de volume (squirrhe atrophique). Le squirrhe rayonné débute par une tumeur dure, inégale, non circonscrite, qui se perd insensiblement sous forme de brides vers la peau et la circonférence. Le squirrhe en cuirasse débute par des plaques dures, comme tannées, qui se réunissent et forment une vraie cuirasse. La tumeur initiale perd bien vite toute mobilité ; elle adhère de tous côtés, elle rétracte le mamelon.
L'évolution de la gomme de la mamelle est relativement assez rapide : trois ou quatre mois suffisent pour que le ramollissement et l'ulcération se produisent.	L'évolution de l'adénome se fait avec une lenteur extrême et sans inflammation ; on en a vu durer quinze et vingt ans et rester parfois stationnaire après avoir acquis un certain volume.	L'évolution de l'encéphaloïde, surtout du cancer aigu, est très-rapide : quelques mois suffisent à la tumeur pour parcourir ses diverses phases.	Le squirrhe marche lentement, très-lentement parfois, surtout le squirrhe atrophique, qui reste quelquefois stationnaire des années, sans que la constitution s'altère.
La gomme se termine par le ramollissement et l'ulcération, à moins que le traitement spécifique ne soit venu résoudre la tumeur.	L'adénome ne subit que très-rarement de transformations, de ramollissements ; dans tous les cas, ces changements de constitution ne sont que très-tardifs.	Si le bistouri n'intervient pas, le ramollissement et l'ulcération arrivent fatalement et promptement.	L'ulcération plus ou moins tardive est le terme fatal de cette tumeur, si l'on n'intervient pas chirurgicalement.

GOMME.	ADÉNOME.	ENCÉPHALOÏDE.	SQUIRRHE.
La gomme ne provoque que de très-légères douleurs; elle est le plus souvent indolente.	L'adénome est indolent ; il gêne par son poids, son volume et la compression qu'il exerce.	Très-douloureux. Douleurs lancinantes très-vives, s'irradiant vers l'épaule et le bras correspondant.	Douleurs très-vives sous forme d'élancements ; elles peuvent manquer.
Très-légère tension sub-inflammatoire des ganglions : c'est le cas le plus fréquent à la période d'ulcération. Parfois aucun retentissement ganglionnaire.	L'adénome ne se complique jamais d'engorgement ganglionnaire.	Adénopathie ganglionnaire abondante, arrivant très-rapidement.	Adénopathie ganglionnaire abondante, arrivant rapidement.
La gomme de la mamelle n'entraine pas par elle-même d'accidents généraux.	L'adénome est toujours compatible avec la santé générale.	Incompatible avec la santé générale. Promptement accompagné de cachexie cancéreuse.	Incompatible avec la santé générale; cachexie rapide. Le squirrhe atrophique peut cependant exister depuis des années sans grand retentissement sur l'organisme.
Lorsqu'arrive la période d'ulcération, la peau est plus adhérente, devient rouge violacé, s'amincit, se sphacèle, et laisse suinter un pus rare, sale, visqueux, grisâtre; la plaie s'agrandit, ses bords se renversent un peu en dedans, sont légèrement tuméfiés et indurés; le fond de la plaie, couleur du pus écoulé, est parfois un peu induré. A ce moment, il peut y avoir de légères douleurs. Point de varicosités, de végétations papillaires ; pus peu abondant, non fétide ; jamais d'hémorrhagies. L'ulcération a succédé à un ramollissement central et à la chute d'une eschare.	Si l'adénome se ramollit et tend à ulcérer la peau, celle-ci devient rouge, adhérente ; les veines sous-cutanées se développent, la tumeur s'enflamme, la peau s'ulcère, et, par l'ouverture, s'écoule un pus très-abondant ; la malade succombe à la suppuration.	La tumeur encéphaloïde se ramollit par points d'abord, puis en totalité, s'ulcère et livre passage à des masses fongueuses qui s'étalent et forment des sortes de champignons; ceux-ci saignent au moindre contact et tombent parfois par la gangrène du pédicule. Douleurs incessantes ; hémorrhagies abondantes; fétidité des liquides de la plaie. Dégénérescence encéphaloïde des ganglions de l'aisselle et tuméfaction du bras, due à l'obstacle au cours de la lymphe.	Lorsque le squirrhe a atteint un certain volume, la peau rougit, se couvre de veines, s'enflamme, se perfore ; l'ouverture grandit de jour en jour, se creuse, s'excave ; les bords de la plaie sont très-indurés; ils se renversent. Ichor abondant et fétide ; hémorrhagies, varicosités. Chez les vieilles femmes affectées de squirrhe atrophique, l'ulcération est tardive et à marche très-lente ; les bords de la plaie sont peu ou point enflammés ; celle-ci suppure peu, se dessèche et reste ainsi longtemps stationnaire. Dégénérescence squirrheuse des ganglions du bras.
La gomme guérit par l'iodure de potassium à l'intérieur.	Les résolutifs, la compression, l'iodure de potassium sont impuissants si la tumeur a acquis le volume d'une châtaigne (Velpeau).	Toute médication interne ou application externe sont absolument inutiles.	L'iodure de potassium, les résolutifs, la compression ont toujours échoué.

sente sous des aspects bien différents, suivant la variété à laquelle il appartient : sq. lardacé, ligneux, rayonné, globuleux, atrophique et en cuirasse.

Le squirrhe ligneux possède la densité, la dureté, l'inextensibilité du bois, et se continue sans limites fixes avec les tissus ambiants.

Tantôt il est formé d'une tumeur rugueuse, inégale, légèrement bosselée, donnant l'idée d'une induration dans une partie de la glande ; primitivement mobile sous les téguments, il leur adhère bientôt et les rétracte ; la peau est ridée et déprimée (variété globuleuse).

D'autres fois, la tumeur envoie dans le tissu glandulaire des racines formées par des lames aponévrotiques ; on sent alors une tumeur inégale, dure, mal circonscrite, se perdant insensiblement du côté de la peau, vers la circonférence, sous forme de brides. (V. rayonnée).

Dans d'autres cas, la glande se prend en masse ou par des lobules séparés qui se réunissent, et, sans se déformer, la mamelle acquiert rapidement la dureté du bois ou du cartilage (Sq. ligneux en masse).

Une autre variété a pour caractère propre de ratatiner les tissus ; le mamelon, d'une façon rapide ou insensible, s'enfonce de plus en plus dans la glande ; la tumeur, bosselée, dure, déprime la peau à son niveau ; la glande perd de son volume (Var. atrophique).

Squirrhe lardacé. — Il est constitué par une tumeur hémisphérique, un peu inégale, et légèrement bosselée à la surface, qui occupe généralement toute la glande, sans branches ni racines, ayant la consistance, mais non la mobilité de l'adénome ; il est en continuité évidente avec les tissus qui l'environnent.

Enfin, dans une variété bien différente des autres, le squirrhe débute par la peau, sous forme de plaques dures, comme tannées, légèrement saillantes, plus ou moins nombreuses, isolées, qui plus tard se réunissent (Sq. en cuirasse).

Il y a loin de tous ces caractères que présentent à leur début les diverses espèces de squirrhes, à ceux de la tumeur gommeuse dont nous avons donné plus haut la description détaillée.

Tandis que, dans la grande majorité des cas, les tumeurs squirrheuses sont accompagnées de douleurs très-vives, parfois lancinantes, la gomme reste toujours ou indolente ou très-peu douloureuse.

Lorsqu'arrive la période d'ulcération, les différences entre ces deux affections sont encore plus caractéristiques. Tout d'abord surviennent les accidents généraux qui font défaut dans le cas de gomme, toujours compatible avec la santé générale ; les ganglions de l'aisselle, plus rarement ceux de la partie inférieure du cou, s'engorgent, se tuméfient et subissent des dégénérescences squirrheuses ; cette adénopathie ganglionnaire abondante arrive rapidement ; c'est à peine au contraire si dans la gomme, nous l'avons déjà dit, il y a une très-légère tension subinflammatoire. Les douleurs, très-vives à la première période, deviennent intolérables. Du côté de la tumeur devenue saillante, la peau prend une teinte rougeâtre, livide; les veines sous-cutanées se développent; le mamelon s'enfonce en s'effaçant peu à peu. Plus tard, la peau s'enflamme, se perfore, et l'ulcération qui en résulte grandit de jour en jour, se creuse, s'excave; les bords de la plaie durs, festonnés, irréguliers, se renversent. Cette ulcération ne ressemble pas à celle de la gomme que nous voyons succéder à un ramollissement central et à la chute d'une eschare. Dès ce moment vont survenir les hémorrhagies qui font complètement défaut dans l'ulcération gommeuse; la plaie donne naissance à une sanie ichoreuse, d'odeur fétide, qu'il serait difficile de confondre avec le pus visqueux, grisâtre, non fétide et peu abondant de la gomme. Cependant, s'il s'agit d'un squirrhe atrophique, les choses ne se passent pas ainsi; l'ulcération tardive a une marche très-lente, à ce point que les malades peuvent les conserver pendant 10, 15 et 20 ans; dans ce cas, on voit la tumeur se creuser et fournir peu à peu un suintement séreux, ichoreux, en général très-peu abondant; la surface de la plaie se dessèche assez souvent. Cette marche, essentiellement lente et remarquable par l'absence parfois complète de douleurs, diffère beaucoup de celle du squirrhe lardacé qui, de toutes les tumeurs malignes, parcourt ses diverses périodes dans le plus bref délai; elle diffère aussi beaucoup de la marche de la tumeur gommeuse, que l'on ne voit jamais évoluer avec une pareille lenteur.

Lipômes. — Les lipômes de la glande mammaire présentent les mêmes caractères que ceux des autres régions.

Ils se présentent sous la forme d'une tumeur de nature variable, saillante, mollasse, lisse ou légèrement bosselée, et donnant à la main qui les presse une fausse sensation de fluctuation, toujours indolente, et sans changement de couleur à la peau; on ne les confondra donc pas avec les tumeurs dures de la gomme; cependant le diagnostic pourrait offrir des difficultés réelles à la période de ramollissement de la tumeur gommeuse.

Tumeurs lymphatiques froides ou tuberculeuses. — Ces tumeurs ne sont que les symptômes d'une affection plus profonde; elles se voient chez des femmes pâles, délicates, à chairs molles et maladives; elles se développent presque toujours lentement, survenant tantôt à l'occasion d'une irritation quelconque, tantôt sans cause connue. Elles se montrent d'abord sous forme d'une petite tumeur indolente, mobile, dure, et ne paraissant pas appartenir aux lobules de la glande; les ganglions du voisinage échappent rarement à l'infiltration tuberculeuse; ils s'engorgent, dégénèrent parfois. Ces tumeurs peuvent s'enflammer, se transformer en abcès et guérir. Dans les cas de cette nature, comme pour les gommes, il est inutile d'employer le bistouri; il faut s'attaquer à l'état général dont la tumeur n'est que la manifestation.

Névrôme. — On ne confondra que très-difficilement un névrôme à douleurs vives, lancinantes, s'irradiant dans toutes les directions, disparaissant spontanément pour renaître au moindre contact, avec la gomme dont l'indolence est un des caractères constants.

La marche de la maladie, l'absence d'altérations de la peau distinguent suffisamment la gomme des indurations chroniques.

Kystes. — Les kystes séreux ou séro-sanguins sont les plus fréquents, et leur situation, variable suivant la région de la glande qu'ils occupent, en rend parfois le diagnostic fort difficile. Ils débutent comme la gomme par une petite tumeur dure, mobile, indolente, lisse ou bosselée, suivant que le kyste est uniloculaire ou multiloculaire; mais cette tumeur ne tarde pas à devenir nettement fluctuante; la ponction exploratrice pourra seule conduire à un diagnostic certain. En outre, les commémoratifs indiqueront l'origine de cette tumeur : ce sera ou une violence extérieure ou un trouble menstruel. Le kyste hydatique est très-rare à la mamelle; son diagnostic n'a pu encore être fait. Nous en dirons autant des kystes sébacés.

Nous venons de passer en revue les affections diverses de la mamelle susceptibles d'être confondues avec la gomme, et nous avons essayé de faire ressortir les signes et les symptômes qui permettent de diagnostiquer une tumeur ou une ulcération syphilitique. Mais les choses se présentent-elles toujours d'une façon aussi simple? Non, certainement. S'il en était ainsi, l'histoire de cette affection serait déjà faite et de longue date, et nous n'en serions pas à rechercher aujourd'hui quelques signes rares et parfois douteux, qui puissent servir de base à un diagnostic différentiel. C'est qu'en effet la tumeur et l'ulcération typiques, dont nous avons donné et la marche et la symptomatologie, ne ressemblent pas à l'universalité des cas. Il s'en faut de beaucoup que ces affections, de nature et d'origine communes, se présentent à la région mammaire avec les mêmes caractères constants ; et, suivant qu'elles sont plus ou moins anciennes, qu'elles ont plus ou moins envahi la glande mammaire, qu'elles ont subi ou non un traitement qui en modifie la physionomie, elles peuvent revêtir à diverses périodes des aspects cancéreux. Dans nos trois dernières observations, nous voyons ce fait très-curieux de trois malades, ayant eu la syphilis, porter des tumeurs du sein reconnues comme syphilitiques ; ces trois tumeurs sont très-notablement améliorées et même momentanément guéries par le traitement spécifique ; puis, plus tard, elles paraissent se comporter comme des cancers. Les deux premières malades ont des récidives, tombent dans un état cachectique épouvantable et meurent ; la troisième, encore en observation après une cicatrisation complète et rapide, voit les bords de l'ancienne plaie acquérir un degré de dureté assez grand pour faire croire à un squirrhe ligneux à qui n'aurait pas suivi l'évolution de la gomme et n'aurait pas été témoin de sa rapide cicatrisation. Faut-il voir dans ces derniers cas simplement des syphilis rebelles ou des tumeurs malignes greffées sur des affections syphilitiques? Nous ne saurions le dire. N'est-il pas admissible qu'un syphilitique puisse être en même temps cancéreux, qu'une gomme puisse se compliquer d'une tumeur cancéreuse, et qu'alors les caractères de l'une et de l'autre se confondent au point de rendre difficile et même impossible tout diagnostic exact. Dans les cas douteux, lorsque la tumeur ou l'ulcération n'auront pas des caractères bien nets et bien francs, il est évident que le diagnostic se simplifiera si le malade nous apprend qu'il a eu la vérole, ou si nous retrouvons sur lui les traces de cette diathèse : l'affection du sein aura bien des chances pour être de nature syphilitique ; mais nous n'en aurons pas la certitude. Dans ces cas, nous avons heureusement sous la main un agent puissant pour éclairer le diagnostic incertain : c'est le traitement par l'iodure de potassium. Autant ce médicament exerce une action rapide sur la tumeur syphilitique, autant il est inerte et impuissant sur le squirrhe ou autre affection cancéreuse. « Un squirrhe réel, dépendant de la diathèse cancéreuse, n'a jamais cédé aux hydrargyriques, loin de là, disait Yvaren. » « A son tour, Velpeau disait dans son *Traité des maladies du sein* : « J'ai certainement prescrit l'iodure de potassium à plusieurs centaines de femmes atteintes de cancer. La vérité est que je n'ai jamais vu ce médicament modifier d'une manière évidente, dans le sens de la guérison, un seul squirrhe, un seul encéphaloïde, un seul cancer chondroïde ou fibroplastique, une seule mélanose ou un seul cancer épithélial bien caractérisé, soit à la mamelle, soit ailleurs. »

L'iodure de potassium peut donc, dans les cas douteux, rendre d'immenses services ; il indiquera au chirurgien la nature syphilitique de l'affection, et si par hasard ce médicament n'amenait aucune amélioration, s'il n'y avait point de syphilis, il ne faudrait pas trop regretter de s'être adressé à cet agent ; les quelques inconvénients qu'il peut avoir sur les muqueuses, digestives ou autres, sur l'appareil glandulaire, ne peuvent entrer en ligne de compte avec les avantages considérables que l'on aura retirés de son emploi dans les cas réels de syphilis tertiaire. A ce propos, M. Maisonneuve n'admet pas, lorsqu'il plane le moindre doute sur la nature d'une tumeur, que l'on puisse soumettre le malade à une opération grave sans avoir tenté contre ce mal la puissance des préparations iodurées.

Quant à la façon de se comporter des tumeurs adénoïdes sous l'influence de l'iodure de potassium, je rappellerai les paroles de Velpeau : « J'ai pu observer un grand nombre d'adénômes de la mamelle ; j'en ai vu quelques-uns disparaître spontanément, ou lorsqu'on ne les traitait pas depuis quelque temps ; mais il me serait difficile d'en citer qui, ayant dépassé le volume d'un petit marron, aient pu céder aux moyens médicamenteux dirigés contre eux. »

PRONOSTIC.

La gomme de la mamelle peut être envisagée sous deux aspects bien différents au point de vue du pronostic, suivant que l'on recherche le caractère de gravité de la syphilis en elle-même, arrivée à la période tertiaire, ou simplement de la tumeur gommeuse qui en est la manifestation symptomatique ; en un mot, suivant que l'on veut établir un pronostic général ou local. On aura raison dans le premier cas de porter un pronostic sérieux, car la présence de gommes, indices de syphilis tertiaire, dénote une atteinte profonde de l'organisme, et l'on ne peut pas ne pas regarder la vérole comme une maladie redoutable et devant inspirer les plus grandes inquiétudes. Mais, au contraire, si l'on ne regarde que la tumeur en propre, comme affection locale, son mode d'évolution, la rareté des troubles locaux ou généraux qu'elle peut amener avec elle, la façon dont elle se comporte habituellement sous l'influence de l'iodure de potassium, et sa terminaison la plus ordinaire par la guérison, on peut légitimement porter un pronostic heureux. Toutefois, il ne faut pas trop généraliser, et se hâter de toujours porter un pronostic bénin ; il importe de laisser une place à l'exception et de se rappeler que certains accidents, notoirement reconnus comme appartenant à la syphilis tertiaire, sont restés rebelles à l'iodure de potassium, ont continué leur marche envahissante et entraîné la mort du malade. Nos deux dernières observations en donnent la preuve bien évidente.

Dans ses leçons cliniques sur les gommes du tissu cellulaire, M. Fournier attache une importance pronostique considérable au chiffre des gommes. Une, deux, trois gommes, dit-il, n'ont pas de signification pronostique plus particulière que tel autre accident tertiaire ; elles n'annoncent pas une syphilis spécialement grave ; il n'en est pas de même si des gommes multiples surviennent simultanément ou se succèdent à de courts intervalles. Elles attestent « une infection profonde, une fâcheuse tendance de la diathèse à des productions morbides aussi multiples que redoutables et à une réaction grave sur l'état général. »

TRAITEMENT.

Localement, si la gomme est encore à l'état de tumeur, on pourra favoriser la résolution à l'aide de frictions mercurielles ou iodurées. Si la tumeur est franchement abcédée, on pourra l'ouvrir avec le bistouri; mais, à part ce cas, il faut s'interdire toute intervention chirurgicale, la gomme fût-elle très-ramollie. Plus tard, à la période d'ulcération, on se trouvera bien des pansements à l'aide de désinfectants ou de pommades résolutives un peu excitantes. Lorsque la cicatrisation commencera à marcher, on emploiera les solutions iodées de plus en plus concentrées. L'eau phagédénique et, plus tard, les applications de bandelettes de Vigo, donnent d'excellents résultats.

On a conseillé d'appliquer aux gommes des agents plus énergiques, tels que la vésication et l'extirpation; on les emploie peu. On a aussi proposé de détruire la tumeur par des cautérisations profondes, énergiques, surtout dans le cas d'une gomme petite, superficielle, tardant à se résoudre, ou donnant une suppuration intarissable.

Outre ce traitement local, il est de la plus haute importance de recourir de suite au traitement général. Ici nous retrouvons en première ligne l'iodure de potassium, qu'il faut employer en élevant progressivement la dose, suivant les effets produits, de 1, 2, 3, jusqu'à 6 grammes.

Le traitement mixte avec l'iodure de potassium et le mercure n'est réellement indiqué que dans les cas de syphilis galopante, de syphilis aiguë, grave, celle dans laquelle il n'y a pas d'intervalle marqué entre les accidents secondaires et les accidents tertiaires, qui s'entremêlent ou se succèdent assez rapidement, alors que les gommes sont précoces ou moins tardives que de coutume (Rollet).

Quand l'iodure de potassium est impuissant ou mal supporté, on peut recourir au chlorure d'or ou autres succédanés ou adjuvants des médicaments anti-syphilitiques.

L'huile de foie de morue, le fer, le quinquina, une bonne hygiène, conviennent surtout aux individus lymphatiques. Il importe beaucoup de soutenir l'action de ces médicaments au moyen d'un régime tonique.

A. PARENT, imprimeur de la Faculté de Médecine, rue Mr le-Prince, 31.

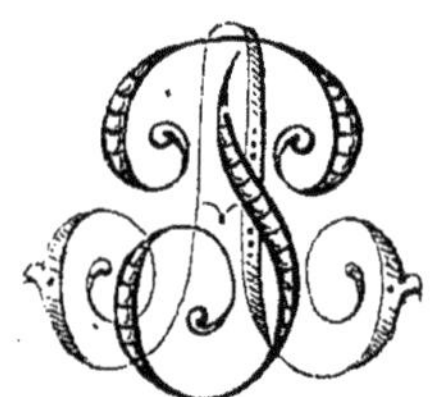

www.ingramcontent.com/pod-product-compliance
Ingram Content Group UK Ltd.
Pitfield, Milton Keynes, MK11 3LW, UK
UKHW020432230726
13925UKWH00004B/1701